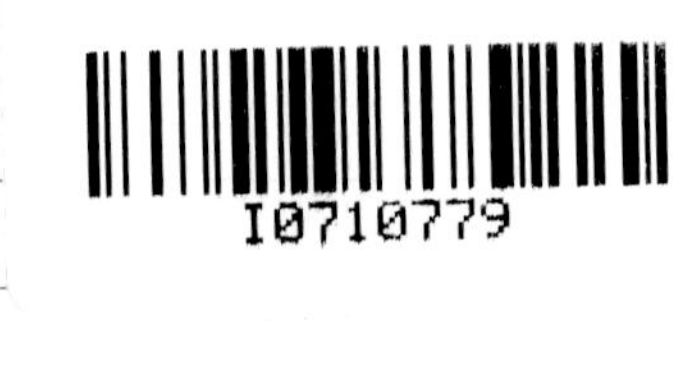
I0710779

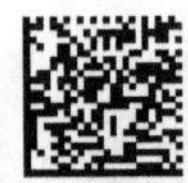

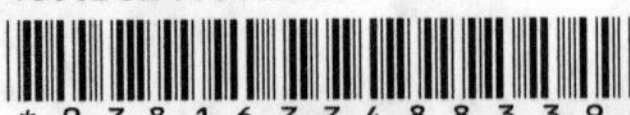
9 781677 488339